CONTRIBUTION

A L'ÉTUDE

DU TRICHIASIS

ET DE SON TRAITEMENT

PAR

A.-S. TRAMONI

DOCTEUR EN MÉDECINE

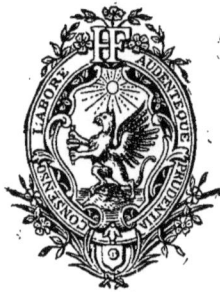

MONTPELLIER
IMPRIMERIE CENTRALE DU MIDI
HAMELIN FRÈRES
——
1884

CONTRIBUTION

A L'ÉTUDE

DU TRICHIASIS

ET DE SON TRAITEMENT

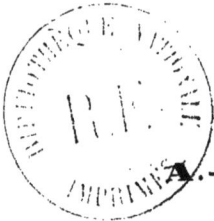

PAR

A.-S. TRAMONI

DOCTEUR EN MÉDECINE

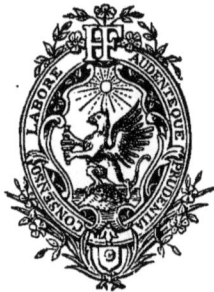

MONTPELLIER

IMPRIMERIE CENTRALE DU MIDI

HAMELIN FRÈRES

—

1884

A LA MÉMOIRE

DE MA TANTE LUCRÈCE VACCA

ET DE MA SŒUR CARMEL

A MON PÈRE

A MA MÈRE

Notre affection vous fera oublier les
souffrances que vous avez endurées
pour faire notre éducation.

A MON FRÈRE AINÉ JACQUES

AVOUÉ

Je te dois d'être ce que je suis; ma
reconnaissance ne sera jamais assez
grande, après tous les sacrifices que
tu t'es imposés pour moi.

A.-S. TRAMONI.

A MA SŒUR ANNONCIADE

LA MEILLEURE DES SŒURS

> Accepte ce faible témoignage de ma
> reconnaissance pour ta vie pleine de
> dévouement et d'abnégation.

A MON FRÈRE JEAN-BAPTISTE

DOCTEUR EN DROIT, AVOCAT AU CAIRE (EGYPTE)

A MON FRÈRE JOSEPH

PHARMACIEN AU CAIRE (EGYPTE

> Soyons toujours unis.

A MA SŒUR MARIE

> Vive tendresse.

A MES NIÈCES

AMÉLIE ET EUGÉNIE

A MON NEVEU PIERRE

> Je serai pour vous ce que votre père
> a été pour moi.

A.-S. TRAMONI.

A M. P.-T. QUASTANA

PROFESSEUR

> L'amitié crée des liens aussi forts que
> ceux de la famille.

A MON PRÉSIDENT DE THÈSE

M. LE PROFESSEUR JAUMES

A M. LE PROFESSEUR COMBAL

CHEVALIER DE LA LÉGION D'HONNEUR

> Hommage de profonde gratitude.

A M. LE PROFESSEUR AGRÉGÉ ROUSTAN

> Témoignage de sympathie et de recon-
> naissance.

A.-S. TRAMONI.

A MON COUSIN P. TRAMONI

ET SA FAMILLE

A MA TANTE PEPPA ET SES ENFANTS

A MES PARENTS

LES TRAMONI DE LA MOLA, SARTÈNE

Je compte sur vous.

A MES PARENTS

LES VACCA, DE BONIFACIO

A.-S. TRAMONI.

A MON AMI CASTELLI-BEY

CHEF DU BUREAU EUROPÉEN AU MINISTÈRE DE LA JUSTICE, AU CAIRE

A bientôt.

A M. PH. ROCCASERRA

AVOCAT AU CAIRE (EGYPTE)

A.-S. TRAMONI.

A MES AMIS

F. LARNAUDE

PROFESSEUR AGRÉGÉ A LA FACULTÉ DE DROIT DE PARIS

ET

FIRMIN GOUSSARD

NÉGOCIANT A SAINT-DOMINGUE

AUX AMIS DE MON FRERE J.-BAPTISTE

G. OLIVIER, V. BONNAFONS ET ABEL NATHAN

AVOCATS A MARSEILLE

A.-S. TRAMONI.

A MES AMIS

LES DOCTEURS E. CASTELLI ET P. BELLISSENT

A MON AMI GILIS

INTERNE DES HÔPITAUX DE MONTPELLIER

A.-S. TRAMONI.

MEIS ET AMICIS

A.-S. TRAMONI.

CONTRIBUTION

A L'ÉTUDE

DU TRICHIASIS

ET DE SON TRAITEMENT

INTRODUCTION. — DIVISION DU SUJET

Nous avons choisi, en prenant le trichiasis pour sujet de notre thèse, une étude bien restreinte et, on peut le dire, quelque peu aride. Ce n'est pas là, en effet, une maladie pouvant se prêter à de brillantes considérations de pathologie générale, à des interprétations variées pour la pathogénie. La lésion est connue depuis la plus haute antiquité; on la constate sans peine, et les traités classiques sont d'une brièveté rare dans sa description. Le traitement, cependant, constitue un chapitre important par la multiplicité des procédés opératoires qui ont été dirigés contre le trichiasis. Chaque auteur a son petit procédé, modification plus ou moins marquée d'une des grandes méthodes qui dirigent l'intervention chirurgicale; si bien qu'il est difficile au jeune médecin de choisir dans cette longue liste le mode opératoire qui convient le mieux au malade qu'il doit traiter. Cette difficulté, nous l'avons éprouvée, et nous avons cru utile, pour les autres et pour nous-même, de résumer, pour notre thèse inaugurale, les idées que l'étude réfléchie des traités de médecine opératoire nous a inspirées.

Destiné à exercer la médecine en Egypte, ce pays privilégié des ophthalmies, nous avions formé depuis longtemps le projet d'écrire notre thèse sur la conjonctivite granuleuse. Nous sommes arrivé trop tard. Les récentes publications de De Vecker, les discussions du dernier congrès ophthalmologique tenu à Paris sur l'emploi du jequirity, ont suscité une foule de publications qui ne nous ont rien laissé à ajouter. Sans doute le procès du jequirity n'est pas terminé. En faveur auprès de certains maîtres de l'oculistique, il est réputé de nulle valeur auprès de certains autres, dont l'autorité ne le cède en rien à celle des premiers. La question doit être jugée par des faits nombreux, et nous n'en avons pas à notre connaissance. Dès lors, ne pouvant étudier l'ophthalmie granuleuse elle-même, nous avons voulu porter notre attention sur une des suites les plus fréquentes et les plus fâcheuses du trachome : le trichiasis. Les cils peuvent être déviés sous l'influence d'autres causes, que nous aurons à examiner au chapitre de l'étiologie, mais la granulation est la cause la plus commune du renversement des cils en dedans. L'influence de cette lésion est des plus variées, car elle peut produire une malformation pouvant aller du simple trichiasis à l'entropion le plus accentué. Question de temps le plus souvent. Aussi cela nous permettra d'agrandir un peu le cadre de notre étude. Le trichiasis proprement dit, borné à la déviation des cils sans altération de la paupière d'aucune espèce, est rare. Le plus souvent il se complique d'un entropion, d'une incurvation du cartilage tarse. Nous empiéterons donc un peu sur le domaine do l'entropion sans faire son histoire entièrement, mais pour être complet dans ce que nous dirons sur le trichiasis. D'ailleurs, les procédés de thérapeutique chirurgicale dirigés contre ces deux affections sont souvent les mêmes; on ne peut donc parler de l'une sans s'occuper un peu de l'autre.

Nous entrerons en matière par un chapitre sur l'anatomie chirurgicale du bord ciliaire, en rappelant, sur l'anatomie des paupières, les détails utiles pour bien comprendre le sujet. Puis nous passerons tour à tour en revue la symptomatologie, l'étiologie et la pathogénie, le diagnostic et le pronostic. Une seconde partie sera réservée au traitement.

En terminant, qu'il nous soit permis d'exprimer à M. le professeur Combal notre gratitude profonde pour la bienveil-lante protection qu'il nous a toujours accordée dans nos études. Je dois aussi remercier M. le professeur agrégé Roustan de la sympathie qu'il nous a toujours témoignée : il a bien voulu nous communiquer la plupart de nos observations, qui sont tirées de sa pratique. Les bons avantages qu'il a obtenus nous en-gagent à bien mettre en lumière, dans le chapitre du traite-ment, la petite modification opératoire qu'il a apportée dans la cure du trichiasis.

PREMIÈRE PARTIE

CHAPITRE PREMIER

ANATOMIE CHIRURGICALE DU BORD CILIAIRE

Les paupières constituent deux voiles protecteurs pour le globe oculaire, qu'elles recouvrent plus ou moins à l'état de veille et complétement pendant le sommeil, organes de protection ; les paupières sont cependant mobiles, surtout la supérieure, et le clignement les soumet à un mouvement intermittent continu pendant la veille. Pour répondre à ces deux fonctions, il fallait unir une certaine solidité à une grande souplesse ; ces deux conditions sont parfaitement réalisées : la peau est mince, doublée d'une fine couche de tissu conjonctif à larges mailles et dépourvu de graisse. Les éléments de mouvement sont représentés par le muscle orbitaire, que l'on divise en trois portions (orbitaire, palpébrale, ciliaire), par le tendon du releveur de la paupière supérieure, enfin par le muscle orbito-palpébral de Sappey. Ce dernier est une lame à fibres musculaires lisses, contenant quelques fibres élastiques, faisant suite au tendon du releveur de la paupière, pour aller s'attacher lui-même au bord supérieur du cartilage tarse. Muller, en Allemagne, en a confirmé l'existence.

En dehors de ces éléments, nous trouvons enfin, dans la paupière, une charpente fibro-cartilagineuse plus résistante, qui maintient la forme de ces voiles : c'est le ligament suspenseur des paupières, décrit en 1735 par Winslow, sous le nom de *ligament large*. Parti du pourtour de l'orbite, cet appareil pénètre dans la paupière en se plaçant au-dessous du muscle orbitaire et au-dessus de la conjonctive ; il vient se terminer au bord libre en présentant à ce niveau un épaississement particulier, que l'on décrit à part sous le nom de *cartilage tarse*, ou plus simplement de *tarse*.

Les tarses sont donc destinés à maintenir la forme du bord libre des paupières. Le suspenseur est semi-lunaire, se termine en pointe aux extrémités. Il présente à sa partie moyenne une hauteur de 10^{mm}. L'inférieur a la forme d'un long rectangle et ne mesure que 4^{mm} de hauteur. D'après M. Sappey et les auteurs classiques, les tarses sont composés d'une couche de tissu fibreux, dans laquelle sont disséminées des cellules de cartilage.

Mais voici comment s'exprime à ce sujet M. Merckel (1) : « Le tarse n'est pas composé d'un tissu cartilagineux, comme on le pensait autrefois, mais d'un tissu connectif très-enfeutré. Il est uni si intimement aux parties avoisinantes, qu'il est impossible d'en faire une préparation parfaitement nette. C'est en particulier avec le feuillet sous-jacent de la conjonctive que cette union est surtout accusée, à tel point que la séparation n'en peut être opérée qu'artificiellement. » Valdeyer ne voit lui-même dans le tarse qu'un tissu conjonctif extrêmement compacte et résistant, creusé, comme celui de la cornée et de la sclérotique, d'un système de canaux et de lacunes remplies

(1) *Encyclopédie* de MM. Groefe et Sœmisch, t. I, pag. 65. D'après de Wecker et Landolt, *Traité complet d'opht.*, t. I, pag. 127.

de lymphe. S'il ne paraît pas d'une homogénéité parfaite, c'est qu'il est traversé par des rameaux vasculaires et nerveux. Il n'a jamais trouvé de cellules cartilagineuses dans le tarse, ce qui est en contradiction avec les recherches de Gerlach, Frey, Sappey, Kolliker.

Il est important de comprendre le tarse de cette manière, de ne pas le considérer comme un cartilage isolé dans la paupière. On se fait ainsi une idée fausse de sa vitalité; tandis qu'en le considérant comme le font Merckel, Valdeyer, on comprend sans peine l'influence que doit avoir toute inflammation de la conjonctive sur le tissu tarsien, et les modifications que ce dernier subit dans les maladies conjonctivales.

C'est dans l'épaisseur même du tarse que l'on trouve les glandes de Meibomius, qui en occupent toute la hauteur, ce qui fait que les médianes sont plus longues que celles qui correspondent aux extrémités. Ces appareils sécréteurs, appartenant au groupe des glandes sébacées, sont au nombre de 25 à 30 pour la paupière supérieure, de 20 à 25 pour la paupière inférieure. Elles viennent s'ouvrir sur la lèvre postérieure du bord ciliaire.

Le bord ciliaire, dont la structure est déjà bien éclairée par tout ce qui précède, n'est autre chose que la portion du bord libre des paupières supportant les cils et s'arrêtant en dedans aux points lacrymaux. Boërhaave, F. Petit, Winslow, Zinn, pensaient que ce bord présentait une surface oblique taillée aux dépens de la face postérieure des paupières. Dès lors, ils admettaient l'existence d'un petit canal prismatique pendant l'occlusion des voiles membraneux. Il n'en est rien. Le bord ciliaire est plan ; il offre une surface de 2 millimètres. On peut distinguer une lèvre antérieure, une lèvre postérieure, un interstice.

La lèvre antérieure est garnie de poils obliquement implantés : ce sont les cils, qui envoient leur racine jusqu'à 2 millimè-

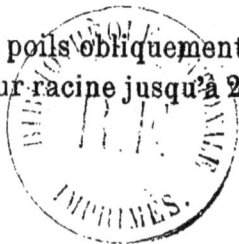

tres dans la profondeur du derme. Ils ne sont pas en rangée linéaire, mais implantés sàns ordre sur la lèvre antérieure. Ceux de la paupière supérieure sont plus serrés et plus nombreux, 100 à 130. La paupière inférieure n'en aurait que 50 à 75 (Moll). Les cils offrent une courbure convexe de sens contraire pour chaque paupière; ce qui fait que, dans l'occlusion, la convexité de chaque revêtement ciliaire se met au contact. Les poils s'entre-croisent même, et ceux de la paupière inférieure, plus faibles, sont retroussés par les cils supérieurs.

Aux follicules des cils sont annexées des glandes ciliaires, deux pour chaque poil en moyenne. M. Sappey a particulièrement insisté sur ces glandes et sur leur rôle dans la sécrétion de la chassie et dans la blépharite ciliaire.

L'interstice du bord libre des paupières ne présente rien de particulier. C'est en ce point que la peau et la conjonctive se rencontrent, et, d'après M. Sappey, on pourrait distinguer la ligne de réunion.

La lèvre postérieure présente une série linéaire d'orifices, qui sont les ouvertures des glandes de Meibomius, dont nous avons déjà fixé la position dans les tarses.

Telle est la configuration du bord ciliaire : sa structure nous est déjà connue en partie. Les diverses couches des paupières se continuent jusque-là. Nous devons signaler, en outre, la présence de quelques glandes sudoripares, et la disposition particulière de la portion du muscle orbitaire que l'on trouve dans cette région. Cette portion ciliaire, connue sous le nom de muscle de Riolan, est presque complétement séparée de la masse principale des muscles. Les fibres musculaires, réunies en petits faisceaux isolés les uns des autres, sont en rapport direct avec les cils, avec les glandes sudoripares, les glandes ciliaires et les glandes de Meibomius. Ils paraissent même avoir une action particulière sur l'évacuation des produits sécrétés par les glandes et sur la direction des cils. On comprend donc sans peine que les altérations de ces fibres musculaires, comme leur dégénérescence ou leur contracture, pourront déterminer des modifications dans la direction des cils et même dans la forme du bord libre de la paupière.

Je rappelle enfin que le tarse vient se terminer au niveau du bord libre dont il assure la forme, et que sa face profonde est séparée de la conjonctive par un tissu conjonctif infiltré de corpuscules lymphoïdes (Valdeyer).

Tel est le bord ciliaire proprement dit. Il comprend les 7/8 du bord libre des paupières. Le 1/8 qui reste est appelé portion lacrymale.

On y trouve la caroncule lacrymale, qui est un amas de glandes sébacées (10 à 12). Chaque glande vient s'ouvrir vers l'extrémité libre d'un follicule pileux rudimentaire, donnant naissance à un poil très-fin ; quelquefois, cependant, ces poils peuvent devenir plus rigides et donner naissance à tous les accidents du trichiasis.

CHAPITRE II

DÉFINITION. — SYMPTOMATOLOGIE

I. — On entend par *trichiasis* (de θρίξ, poil) une direction vicieuse des cils qui se portent vers le globe oculaire, sans renversement de la paupière en dedans, sans que cette dernière présente une altération quelconque. Quelquefois les cils sont disposés en deux rangées, l'une antérieure, l'autre postérieure, qui seule est déviée. Dans ce cas, on donne à la lésion le nom de *distichiasis* (de δίς στίχος, deux rangées). On a même signalé dans le trichiasis congénital la disposition des poils sur trois rangées (tristichiasis), sur quatre même (tretrastichiasis). Ces distinctions sont artificielles, car nous avons vu que les cils ne sont pas disposés en rangées.

Quoi qu'il en soit, le trichiasis peut être pur ; il est alors ordinairement partiel, c'est-à-dire que la déviation ne porte que sur un nombre déterminé de poils ; il peut être compliqué d'entropion, et alors on trouve très-souvent la déviation complète et régulière des cils. Une étude clinique du trichiasis ne peut donc pas ne s'occuper que du trichiasis pur.

II. — La lésion peut siéger sur les deux paupières ; le plus souvent c'est sur le paupière supérieure. Les premiers symptômes sont fonctionnels ; la conjonctive et la cornée, irritées par ce frottement, déterminent une contraction de l'orbiculaire. Le malade immobilise ses paupières autant qu'il le peut, en même temps il y a une sécrétion anormale de larmes et de mucus. La contraction du muscle ne fait qu'exagérer le renversement des cils. Bientôt il se produit une kérato-conjonctivite, qui amène des opacités de la cornée et qui peut entraîner même la perte de l'œil. Quand cette inflammation des membranes commence à se produire, on a tous les symptômes dus à cette altération : exagération des phénomènes précédents, photophobie, sécrétion purulente, etc.

Quand le trichiasis est partiel, les phénomènes, au moins au début, sont beaucoup plus légers : un peu de démangeaison, occasionnant des clignements fréquents des paupières, un peu de gêne, c'est tout ce que l'on éprouve. Mais le mal ne tarde pas à empirer si l'on n'intervient pas.

L'examen direct permet de constater l'état du bord ciliaire, qui est quelquefois normal, d'autres fois plus ou moins enflammé, suivant l'ancienneté de la lésion. Les cils sont déviés en plus ou moins grand nombre. Ceux-ci sont ordinairement atrophiés ; ils sont très-fins et souvent décolorés dans toute leur étendue. Quand le bord ciliaire a été le siége d'une blépharite chronique ou d'un trachome invétéré, les cils sont rares, mal développés, chétifs, et ils prennent une direction contraire de la normale, ils se portent vers le globe oculaire. La pointe du cil paraît souvent cassée ; il y a un fendillement du cil ; quelquefois ce dernier présente plusieurs inflexions (1).

Dans le trichiasis congénital, étudié par Cornaz (2), les choses se passent tout autrement. Il y a un accroissement exagéré du nombre des poils, qui sont disposés sur deux, trois, quatre rangées. L'implantation de la rangée complémentaire est absolument rectiligne ; c'est même là une disposition caractéristique de cette malformation congénitale. De plus, les cils ont leur aspect normal, et ils n'ont subi aucune modification au point de vue de la structure.

Tels sont les symptômes propres au trichiasis. Le praticien

(1) Voy. Michel, Encycl. de MM. Græfe et Sœmisch, t. IV, p. 413.
(2) *Annales d'oculistique*, t. XXVII, pag. 85.

constate en outre les altérations consécutives, pannus, ulcères, abcès et leucomes plus ou moins complets de la cornée, pouvant aller jusqu'à la destruction totale de la membrane transparente et jusqu'à l'atrophie de l'œil. L'examen direct de la paupière, par l'inspection et la palpation, fera connaître si le tarse est intéressé, s'il est renversé sur lui-même, si la conjonctive présente encore des granulations ou s'il n'y a plus que du tissu de cicatrisé : toutes choses qu'il importe de bien connaître pour établir un traitement rationnel. On peut comprendre sans peine, par ce qui précède, combien il est important de guérir cette petite lésion et combien il reste à faire encore au médecin après la guérison des granulations.

CHAPITRE III

ÉTIOLOGIE. — PATHOGÉNIE

« Le trichiasis ou distichiasis est, dans la majorité des cas, provoqué par un changement de courbure qu'a subi le tarse, sur la surface concave duquel un tissu cicatriciel a pris naissance; celui-ci, résultat ordinaire dû aux granulations, tendant à accentuer la courbure du tarse et à entraîner en dedans, par ce mouvement, le bord palpébral qui y adhère (1). »

M. de Vecker absorbe ainsi presque complétement le trichiasis aux dépens de l'entropion ; c'est là une exagération. Nous montrerons que le trichiasis ne dépend pas toujours d'une altération du tarse. Nous avons seulement rapporté ce passage pour fixer l'étiologie d'une manière générale, et aussi pour montrer combien est facile la confusion entre le trichiasis et l'entropion. Ces deux altérations s'accompagnent, se commandent mutuellement, au point qu'on ne peut les séparer absolument dans une description. Nous avons déjà insisté sur ce point.

On a proposé plusieurs théories pour expliquer le trichiasis· Vidal (de Cassis) pense qu'un certain nombre de follicules pileux, datant de la vie fœtale et incomplétement organisés, se développent plus tard en prenant une direction anormale. C'est une simple hypothèse. Vidal, Quadri, ont invoqué aussi un développement anormal d'un ou plusieurs follicules pileux, c'est possible; mais ordinairement le trichiasis est dû à la déviation d'un certain nombre de follicules normaux.

Les causes les plus fréquentes sont les inflammations diverses du bord ciliaire et de la conjonctive.

(1) De Wecker, *Chirurgie oculaire*, p. 328 ; 1879.

La maladie peut s'établir d'une manière insidieuse. Le malade est porteur d'une hyperémie du bord palpébral, due à une irritation répétée, à laquelle le condamne sa profession. Il n'attache pas grande importance à cette petite altération, qui détermine bientôt dans les cils les troubles trophiques dont nous avons parlé dans le précédent chapitre, et qui amènent bientôt l'atrophie et la direction anormale du cil. Un état catarrhal de la conjonctive, ayant attaqué plus particulièrement le revêtement muqueux des bords palpébraux, peut conduire au même résultat.

Plus souvent la liaison entre le trichiasis et la maladie qui l'a produit est plus direct et plus immédiat. La blépharite ciliaire simple peut conduire à l'atrophie et à la déviation des poils, surtout lorsqu'on a affaire à la variété appelée *eczéma sycomateux*.

La blépharite hypertrophique y conduit encore bien plus directement. Les follicules pileux prennent une part beaucoup plus grande à l'inflammation. Le tissu cellulaire lâche qui les environne s'enflamme à son tour, d'où gonflement. La blépharite hypertrophique laisse une induration rebelle du bord libre. La nutrition des cils est, dès lors, compromise. MM. de Wecker et Landolt (1) expliquent cette induration par une accumulation notable de cellules lymploïdes dans les mailles du tissu conjontif.

La blépharite ciliaire exulcéreuse peut aussi donner naissance à quelques cils atrophiés et déviés, mais ils sont très-rares, car les follicules ont été en majeure partie détruits par le travail ulcératif.

MM. Testelin et Warlomont ont fait intervenir dans l'étiologie du trichiasis une altération des petits trousseaux fibreux du muscle de Riolan qui s'attachent aux cils. La contraction

(1) *Traité complet d'opht.*, II, p. 63.— Paris, 1880.

des faisceaux musculaires se produirait sous l'influence d'une irritation inflammatoire quelconque, d'où déviation du cil. Cet état deviendrait permanent par la dégénérescence et la rétraction des faisceaux musculaires. Cette pathogénie se comprend très-bien après ce que nous avons dit dans le chapitre de l'anatomie.

Donc toute formation de tissu cicatriciel près du bord libre sera suivi de déviation des cils. Cette déviation pourra encore se présenter lorsque la transformation cicatricielle se produira près de la charpente palpébrale, près du tarse. C'est ce qui arrive dans la conjonctive granuleuse. Voici comment les choses se passent d'après de Wecker (1): le développement des granulations s'accompagne habituellement d'une infiltration lymphoïde, qui envahit et le tissu sous-conjonctival et le tarse. Celui-ci se ramollit. Les muscles palpébraux, et surtout les parties de l'orbiculaire qui rampent sur le tarse, soumises à des irritations plus ou moins continuelles, se raccourcissent, se contractent spasmodiquement. Les tarses ramollis suivent cette courbure et se moulent sur ce cercle de fibres raccourcies. Quand la guérison survient, le travail cicatriciel fixe les parties dans l'état où elles sont, et ensuite la rétractilité lente du tissu de cicatrice ne fait qu'augmenter le recoquillement du tarse et la déviation des cils.

Les altérations de la cornée, accompagnées d'un violent spasme de l'orbiculaire, peuvent être suivies d'entropion et de tous les accidents du trichiasis. Dans ces cas, les parties périphériques de l'orbiculaire ont été plus ou moins mises hors d'action au détriment des portions palpébrales.

Nous ne disons rien du trichiasis congénital, dont les causes échappent. On ne peut que constater le fait.

(1) *Thérapeutique oculaire*, pag. 62.

CHAPITRE IV

DIAGNOSTIC ET PRONOSTIC

I. — Le diagnostic est ordinairement facile quand il y a un grand nombre de cils déviés. Il n'en est pas toujours ainsi. Quelquefois on se trouve en présence de kératites rebelles, qui résistent à tous les traitements. On oublie d'examiner le bord ciliaire, et la guérison n'arrive pas. Il suffit qu'un autre praticien plus adroit sache regarder, pour obtenir un succès aussi frappant pour le malade que facile pour lui.

Il faut donc explorer avec soin le bord ciliaire, et non-seulement la portion ciliaire elle-même, mais encore la portion lacrymale; il faut voir si quelques-uns de ces poils grêles qui sont sur la caroncule ne sont pas devenus un sujet d'irritation. On peut aussi suivre le conseil de Mackenzie, qui recommande d'examiner les paupières sans les écarter du globe de l'œil. Car, comme les poils sont très-fins, un léger écartement suffit pour les redresser et faire méconnaître leur rôle. Mais M. de Wecker fait remarquer que, si on laisse la paupière en place, les cils au contact avec la conjonctive déterminent un clignement incessant, qui rend l'examen très-difficile. Il serait donc d'avis d'écarter légèrement la paupière et d'inspecter en faisant arriver la lumière par le côté.

L'éclairage oblique peut aussi rendre des services quand les poils sont excessivement fins. Il faut laisser la paupière en place et bien regarder la mince couche de liquide qui sépare le globe oculaire de la conjonctive palpébrale. Au point où le poil touche la surface de l'œil, il y a une petite saillie du liquide. De plus, il y a tout autour du point irrité par le contact du cil une petite zone injectée.

On ne saurait trop insister sur la nécessité d'un examen bien fait. Le succès en dépend, et, si l'on méconnait cette altération, on traite son malade en vain et on peut être la cause indirecte de la perte de son œil.

Quand on s'est assuré qu'il existe des cils deviés, il faut encore voir si la paupière est intacte, si le tarse n'a pas subi d'incurvation. On peut dès lors appliquer un traitement rationnel.

II. — Le pronostic dépend beaucoup de l'ancienneté de la maladie et des lésions qu'elle a provoquées. Abandonné à lui-même ou méconnu, le trichiasis mérite un pronostic grave, car il peut conduire à la perte de l'œil. La maladie reconnue et traitée, le pronostic s'atténue considérablement, mais il reste encore réservé; les récidives sont fréquentes. Enfin les effets du trichiasis dépendent beaucoup de l'état des cils. S'ils ont conservé leur raideur et leur structure normale, ils exercent une irritation d'autant plus vive. Quelquefois, au contraire, les cils déviés sont tellement grêles et souples, qu'ils sont parfaitement supportés par la conjonctive.

Toutes choses égales, le trichiasis par cicatrice est plus tenace et plus difficile à guérir que les autres variétés (Panas) (2).

Voyons maintenant les moyens thérapeutiques opposés à cette affection.

(1) *Dict. de sc. médic.*, t. XXVI, pag. 303.

IIe PARTIE

TRAITEMENT

Nous n'avons pas, au début de notre travail, fait l'historique de la question, parce que celui-ci était intimement lié avec l'étude des procédés opératoires dirigés contre la lésion. Dès la plus haute antiquité, les chirurgiens cherchent à guérir le trichiasis : de là une foule de procédés dont le classement est vraiment difficile.

Hippocrate (1) n'a laissé qu'un passage obscur : « Mettez un fil dans le chas d'une aiguille, dit-il ; passez-le à travers la peau, vers le bord libre de la paupière supérieure ; passez-en un autre un peu au-dessous ; nouez ensemble les deux axes, que vous laisserez en place jusqu'à la chute de la ligature. Si cela suffit, c'est bien ; sinon, c'est-à-dire si les cils ne sont pas assez renversés en dehors, vous recommencerez. »

Celse (2) veut que l'on cautérise la paupière en trois fois et par tiers. Il conseille ensuite un certain procédé de redressement avec un cheveu de femme, et l'excision d'un pli de la paupière.

Heraclide (3) collait les cils sur la face externe des paupières avec des emplâtres agglutinatifs.

---

(1) Hippocrate, t. III, p. 45. Trad. de Littré ; Paris, 1840
(2) Celse, liv. 7, chap. 7, § 8.
(3) Sprengel, *Histoire de la médecine,* t. VIII, p. 4 ; Paris, 1820. Trad. de Jourdan.

4

Galien rapporte que Papias arrachait les cils et cautérisait avec le dropas, topique rubéfiant.

Paul d'Egine (1) renversait la paupière, faisait une incision transversale et interne du tarse, puis excisait un pli de peau et suturait. Il cite certains médecins qui pinceaient une portion de peau entre deux attelles jusqu'à ce qu'elle tombât sphacélée.

Les Arabes, Guy de Chauliac, de Vigo (2), ne font que rappeler les procédés anciens:

A. Paré (3) traite la maladie comme la plupart de ses prédécesseurs.

Bartisch (4), oculiste allemand, renouvelle le procédé de Celse, qui consistait à prendre un lambeau de la paupière entre deux attelles; seulement lui se sert de pinces.

Fabrice d'Aquapendente ne fait rien de mieux.

Heister propose l'excision de tout le bord de la paupière avec tous les poils au moyen de ciseaux (5).

Nous ne poursuivrons pas davantage cette aride nomenclature, instructive cependant, car elle montre que la plupart des nouveaux procédés de nos jours ne sont souvent que la répétition ou une modification légère d'une ancienne méthode. Il faut remarquer, toutefois, que le traitement du trichiasis a fait beaucoup de progrès depuis le commencement de ce siècle, et plus particulièrement dans la seconde moitié. L'article de Gerdy paru dans le *Journal de chirurgie* de Malgaigne (6) est, à ce point de vue, très-intéressant: on y trouve une critique éclairée des procédés anciens; mais il n'est pas encore ques-

(1) Traduct. de Daleschamps, chap. 8, p. 35.
(2) De Vigo, en français, 1537, liv. 4, tr. 1, pag. 190.
(3) *Opérations de chigurgie,* chap. 5.
(4) Voy. Heister, *Institut. de chirurg.*, part. 2, sect. 2, chap. 45, pl. 15, fig. 19. Édit. franç., in-4°.
(5) *Ibid.*, chap. 46, § 3.
(6) Juillet et août 1844, pp. 193 et 225.

tion des méthodes opératoires qui sont le plus en honneur aujourd'hui, et l'auteur conclut en préconisant l'excision du bord
palpébral au-delà des bulbes, quand le trichiasis est très-
évident ou général; pour les cas légers, il conseille le simple
arrachement; pour le trichiasis partiel, il préfère la cautérisation bulbaire à l'excision triangulaire.

Mais étudions avec ordre les principales méthodes de traitement. On n'a que l'embarras du choix. Nous ne faisons que
rappeler les moyens palliatifs, tels que l'emploi d'emplâtres
agglutinatifs pour fixer le cil sur les parties voisines, la frisure
des cils (Rhazès).., etc.

Nous répartirons, avec M. le professeur Dubrueil (1), en
trois grandes méthodes les divers procédés opératoires dirigés
contre le trichiasis.

A. *Extirpation et cautérisation.* — L'épilation pure et simple
avec une pince spéciale (sans dents et avec des extrémités
très-larges) est un moyen facile, employé depuis la plus
haute antiquité, mais qu'il faut répéter environ tous les trois
mois. D'Argental et Duval (2) remplacent la pince par une
application de sulfure hydraté de calcium.

Comme l'épilation ne guérit pas, on a essayé de rendre son
résultat permanent en cautérisant le bulbe pileux après l'extirpation du poil. Celse, Paul d'Egine, A. Paré, Dionis, em-
ployèrent le fer rouge. Champesme (3) se servait d'un fin cau-
tère supporté par une boule, réservoir de chaleur. Carron de
Villars (4) enfonçait dans les bulbes des épingles à insectes;
il les saisissait ensuite avec un fer à papillottes rougi à blanc

(1) *Médecine opératoire*, pag. 363.

(2) *Annales d'oculistique*, t. XXI, pag. 155.

(3) *Revue méd. franç.*, 1825.

(4) *Guide pratique pour l'étude et le traitement des maladies des yeux*,
t. I.

qui les portait à la même température. Plus récemment, M. Le Fort introduisait dans les bulbes un fil d'argent, qu'il portait au rouge par un courant électrique.

On a aussi fait usage d'autres caustiques, d'azotate d'argent (Saint-Yves), d'ammoniaque (Callissen et Richter), de potasse caustique (Solera-Williams).

« Tous ces procédés, en dehors de ce qu'ils réussissent rarement à empêcher les cils de repousser, ont, lorsqu'on obtient le but désiré, l'inconvénient de produire une difformité par la disparition des cils et l'oblitération des glandes de Meibomius, qu'ils entraînent. » (A. Dubrueil).

B. *Excision des bulbes pileux.* — Nous avons déjà dit que Heister enlevait tout le bord libre de la paupière. Ce bord libre devient alors cicatriciel et irritant pour le globe oculaire, quoi qu'en dise Gerdy.

Vacca Berlinghieri (1) taillait un lambeau cutané par une incision horizontale longeant le bord ciliaire, et deux incisions verticales partant des extrémités de la première et montant à 5ᵐᵐ environ. Il soulevait le lambeau de bas en haut; les bulbes pileux étaient mis à nu et détruits par la cautérisation avec un pinceau trempé dans l'acide nitrique. Le lambeau était ensuite rabattu et suturé. L'opération ne laissait presque pas de traces. Iäger excisait la lèvre antérieure du bord palpébral revêtu de cils et une petite portion de peau.

Le *procédé de Flarer* (1) est plus important. Il y a deux temps : 1° Incision intramarginale entre la rangée des cils et celle des orifices des glandes de Meibomius ; dédoublement du bord palpébral en deux portions, dont la partie antérieure

(1) *Nouvelle méthode de guérir le trichiasis.—Annal.univers. di medicina,* 1825, *et Arch. génér. de médecine,* t. IX, 1825.

doit renfermer tous les bulbes ciliaires. 2° Incision courbe sur la peau allant jusqu'au tarse et circonscrivant la portion qu'on doit enlever. Pour pratiquer ces incisions, on introduit, sous la paupière, une plaque d'ivoire qui protége l'œil.

Ce manuel opératoire a encore été tout récemment modifié par *Galezowski*, qui dédouble le bord ciliaire en trois lèvres : une antérieure cutanée, une moyenne portant les cils, une postérieure portant les glandes de Meibomius ; il enlève la moyenne et réunit les deux autres ; par *Lefort*, qui circonscrit la ligne ciliaire par deux incisions, l'une intramarginale, l'autre cutanée, et excise le lambeau moyen avec des pinces à griffes et des ciseaux minces (2).

Cette méthode a l'avantage de débarrasser des cils déviés, sans raccourcir le bord palpébral, mais elle prive l'œil pour toujours de la protection naturelle des cils ; ensuite la cicatrisation peut donner lieu à un renversement de la paupière (Meyer) (3).

On a donc recours, quand on le peut, à la troisième méthode :

C. *Changement de direction des cils.* — Cette méthode pourrait être subdivisée en deux autres :

1° *Méthode par redressement des bulbes et du bord palpébral ;*
2° *Méthode par transplantation du sol ciliaire.*

Mais nous n'avons point l'intention de faire une nomenclature des procédés employés, en les rattachant à telle ou telle méthode. Notre but est plus pratique : nous passerons successivement en revue les procédés, en allant du simple au composé, c'est-à-dire que nous exposerons les moyens qui s'appliquent au cas de trichiasis léger ; puis nous don-

(1) Zanerini, *Dissert. supra trichiasis.* Paris, 1829.
(2) Voy. *Panas*, article cit., pag. 313.
(3) *Traité pratique des maladies des yeux*, pag. 696.

nerons les divers procédés opératoires qui conviennent à mesure que la lésion devient plus accentuée. Cette exposition nous semble devoir être plus utile.

On peut obtenir un renversement de la paupière en raccourcissant ou en faisant rétracter la peau de celle-ci. Quadri, Helling, avaient préconisé l'acide sulfurique, dont on faisait plusieurs applications successives. La cautérisation au fer rouge a été employée par Delpech (1827), Larrey, Jobert, Dieffenbach, Cusco-Galezowski (1877). Mais ces moyens ne sont pas sûrs, et il est difficile souvent de limiter l'action du caustique. Aussi a-t-on généralement préféré l'*excision d'un lambeau cutané*. Le lambeau peut être *vertical*. C'est l'antique procédé d'Hippocrate, connu et employé de nos jours sous le nom de procédé de Janson (1). Une fois l'excision faite, les uns laissent la plaie se cicatriser spontanément; d'autres (Velpeau, Langenbech) veulent qu'on réunisse de façon à assurer le résultat immédiatement.

Segond faisait une incision cruciale et laissait la plaie cicatriser librement. De Græfe enlevait un triangle de peau à base reposant sur le bord ciliaire.

Mais, en somme, ordinairement on taille un *lambeau horizontal*. C'est le procédé le plus communément employé. On pince la peau, on voit la portion qu'on doit enlever pour obtenir le redressement du bord palpébral; on excise avec les ciseaux. On peut abandonner la plaie à elle-même; plus souvent on réunit les lèvres par des points de suture. D'autres fois, on passe les fils d'abord sous la peau et on excise entre les deux bouts; il n'y a plus qu'à faire les nœuds (Velpeau). Les suites sont très-bénignes; on obtient d'habitude réunion immédiate, et le résultat paraît d'abord très-favorable; malheureusement les récidives sont fréquentes.

(1) Carron de Villards, *Loc. citato*, t. I, p. 326.

La forme et l'étendue du lambeau varie suivant les cas, suivant le chirurgien; mais il est un point qui nous a paru digne
d'être mis en lumière, c'est l'utilité de prendre le lambeau le
plus près possible du bord ciliaire. Si la suture des deux lèvres de la plaie siège loin du bord palpébral, son action rétrac-
tive sera bientôt épuisée, ou plutôt complétement effacée. En
effet, lorsqu'on a excisé un lambeau cutané, le raccourcissement immédiat est dû à la portion de peau enlevée ; mais, si
l'on tient compte de la laxité de la peau des paupières, de son
extension facile, on comprend que ce raccourcissement sera
bientôt perdu par l'allongement des tissus. S'il se maintient plus
longtemps, c'est qu'il s'est produit au niveau du point excisé un
tissu de cicatrice dont la rétractilité compense la facile exten-
sibilité de la peau de la paupière. Dès lors, si au-dessous de la
ligne d'incision on laisse une portion de peau un peu considé-
rable, la laxité de cette portion suffira pour rendre à la paupière sa longueur primitive et le renversement se reproduira.

M. Roustan, pour remédier à cet inconvénient, excise son
lambeau le plus près possible du bord ciliaire. Dans tous les
cas, l'incision inférieure longe le bord palpébral, et, lorsque le
lambeau est enlevé, la lèvre inférieure de la plaie est repré-
sentée par le bord ciliaire, que l'on suture directement à la
lèvre supérieure. Le redressement est alors très-marqué; et la
pratique montre que les résultats sont permanents, alors même
qu'on n'enlève qu'une très-faible étendue de la peau, comme
M. Roustan le recommande.

Voici, d'ailleurs, cinq observations qu'il a bien voulu nous
fournir.

Observation Iʳᵉ

Trichiasis suite de granulations.— Une opération suivie de récidive.— Incision d'un petit lambeau juxta-ciliaire. — Guérison.

Christine Pujiula, âgée de cinquante-neuf ans, de Barcelone, malade des yeux depuis sept ans. Toujours bien portante. Jamais de maladie d'yeux dans son enfance. Il y a sept ans, au moment de la ménopause, apparition d'une conjonctivite qui devient granuleuse. On la traita par des cautérisations au nitrate d'argent. Mais la maladie ne fut pas enrayée. La cornée devint malade ; bientôt épaississement, puis vascularisation, enfin pannus ayant amené la perte de la vue des deux yeux. On la traita alors par des cautérisations au sulfate de cuivre. La conjonctive granuleuse fut bien améliorée par l'application de ce topique. Mais un trichiasis qui s'était produit aux deux paupières supérieures irritait encore la cornée.

Il y a trois mois, elle vint à Montpellier et se confia aux soins de M. Roustan. L'œil gauche présentait le renversement du tiers moyen des cils ; ceux-ci sont rares, fins et décolorés. La cornée est recouverte d'un pannus ; la vision est impossible, la malade ne peut se conduire.

L'œil droit présente une déviation des cils aux deux extrémités du bord libre de la paupière. La partie moyenne est dépourvue de cils. La cornée est encore plus malade que l'autre. Pas d'entropion. Le tarse est intact.

Ce trichiasis date depuis au moins deux années ; car il y a une année et demie, la malade a été opérée pour son trichiasis : on avait excisé un lambeau cutané en pleine paupière. Le résultat, d'abord favorable, ne se maintint pas et le renversement des cils se reproduisit.

Tel était l'état de la malade. M. Roustan commence par

opérer de nouveau le trichiasis.—Œil gauche: incision linéaire longeant la partie moyenne du bord ciliaire ; incision courbe cutanée, limitant un lambeau de 5^{mm} de hauteur. Trois points de suture. Réunion immédiate. Résultats excellents.

Œil droit, opéré le même jour. Comme le trichiasis siégeait aux deux extrémités du bord de la paupière supérieure, incision de deux petits lambeaux ovalaires aux deux extrémités. La partie moyenne de la paupière étant respectée. Deux points de suture pour la plaie de l'angle interne, un seul point de suture pour la plaie externe. Trois jours après, les points de suture sont enlevés. Réunion des lèvres de la plaie. Cette opération était faite le 20 janvier.

Dans les premiers jours de février, M. Roustan pratique la circoncision de la cornée (opération de Furnari). Dès lors, il se produisit peu à peu une amélioration sensible. La malade commence à distinguer la lumière, et, aujourd'hui 20 mars, elle peut se conduire seule. Le renversement en dehors du bord ciliaire s'est maintenu ; les cils sont dirigés verticalement, mais ne touchent pas la cornée. Il est permis d'espérer le recouvrement de la vue.

Observation II

Trichiasis suite de granulations. — Excision d'un lambeau juxta-ciliaire. — Guérison.

Philippe, quarante-deux ans, habitant Montpellier. Très-sujet au mal aux yeux. Il appartient à une famille dont tous les membres sont porteurs de granulations. La conjonctivite date de l'enfance. Il a été traité d'abord par le sulfate de cuivre, mais sans succès ; puis par le nitrate d'argent. Il se produisit un trichiasis de la paupière supérieure droite ; la déviation portait sur quelques cils de la partie moyenne.

En juin 1879, excision d'un lambeau juxta-ciliaire. Guérison. Depuis cette époque, le trichiasis n'a pas reparu; seulement, sa conjonctivite est de temps en temps le siége de poussées inflammatoires.

Observation III

Blépharite ciliaire. — Trichiasis. — Opération. — Guérison.

I...., employé dans une maison de confection, vingt-cinq ans, habitant Montpellier. Tempérament scrofuleux. Malade des yeux depuis son enfance (blépharite ciliaire). Trichiasis consécutif des deux paupières supérieures. Opération faite d'après le même procédé, en mars 1880. Ulcération de la cornée de l'œil droit, traitée par l'eau chaude et l'atropine. Il restait ensuite un peu d'opacité, qui disparut avec des insufflations de calomel.

Observation IV

Mme Vaillé, propriétaire, à Montpellier, cinquante-huit ans. Trichiasis de la paupière supérieure droite, consécutif à une conjonctivite chronique. L'œil gauche présente un ectropion. Cette malade se soumit pendant longtemps à l'arrachement des cils ; mais, ceux-ci repoussant toujours, la malade se soumet à l'opération. Excision d'un lambeau très-petit et très-près du bord palpébral, au niveau de la partie moyenne de la paupière, en septembre 1883. Depuis, la guérison s'est maintenue.

Observation V

Trichiasis consécutif à une blépharite ciliaire.

Mme Vidal (Marie), quarante-sept ans, de Montpellier, atteinte depuis longtemps d'une blépharite ciliaire ayant amené

la déviation des cils de la paupière supérieure gauche. Ectropion à droite. On avait cautérisé pendant longtemps le bord
ciliaire avec le nitrate d'argent. Inflammation consécutive
de la cornée et de la conjonctive. Arrachement des cils pendant longtemps. Plusieurs médecins lui avaient proposé une
opération plus radicale; elle avait toujours refusé. Enfin, en
mars 1883, elle se décide à l'opération, qui est pratiquée
d'après les règles données plus haut. Deux points de suture
enlevés trois jours après. La kérato-conjonctivite s'améliore
rapidement, et, depuis, le bon résultat s'est maintenu.

L'excision d'un lambeau cutané est presque toujours le
premier procédé qui se présente à l'esprit du praticien. Nous
croyons qu'on retirera des avantages d'autant plus grands de
la taille du lambeau, qu'on se rapprochera davantage du bord
ciliaire.

Mais il est des cas où l'insuccès montre que ce procédé n'est
pas suffisant. Dans d'autres circonstances encore, l'état du
malade montre au médecin qu'il doit faire appel à d'autres
moyens qui exercent sur le bord libre une traction plus forte.

Cunier (1), pensant que le spasme de la partie ciliaire de
l'orbiculaire, déterminé par l'irritation de la conjonctive tou-
chée par les cils, augmentait encore l'inversion du bord libre,
a fait la division sous-cutanée de l'orbiculaire. Cette pratique
ne s'est pas répandue. Il n'en est pas de même du procédé suivant.

Procédé de Gaillard, de Poitiers (2), modifié par *Rau* (3). —
On fait avec des pinces un pli à la peau, et on traverse la base
de ce pli avec un fil de soie fortement ciré, qui longera la sur-

(1) *Annales d'oculistique*, t. V, p. 264.
(2) *Bulletin de la Societé de Poitiers*, 1844.
(3) *Archiv. für ophthalm.*, 1855, p. 176.

face du tarse et, selon l'effet à produire, embrassera une portion plus ou moins large de l'orbiculaire et de la peau palpébrale. En nouant le fil, on étreint un pli constitué par la peau, et le muscle orbiculaire. Le fil coupe les tissus qu'il étreint, et laisse à sa place une ligne cicatricielle qui tire sur le bord ciliaire. *Rau* a multiplié le nombre des ligatures, et les a placées au niveau de la partie affectée de trichiasis.

Le *procédé de Pagenstecher* (1), emprunte son action principale au précédent. Ce procédé donne d'excellents résultats et il peut prévenir l'exagération du trichiasis, que prépare un tarse granuleux en voie d'incurvation vicieuse. Lorsque les paupières ont été longtemps malades et contractées, il est fréquent de voir se produire, en même temps que l'inversion du bord libre, un rétrécissement de l'ouverture, un blépharophimosis. C'est surtout contre cette disposition qu'est utile le procédé de Pagenstecher, qui n'est, en somme, que la combinaison de la *canthoplastie de De Ammon,* de l'emploi des *sutures de Gaillard* et de la *tarsotomie de De Ammon.*

Voici comment on opère : 1° on sectionne la commissure interne avec des ciseaux; on tire sur la plaie, pour que l'incision, qui était transversale, devienne verticale; on suture la conjonctive à la peau. C'est la canthoplastie de De Ammon.

2° Applications des ligatures de Gaillard.

3° Si cela est nécessaire, si le tarse a subi une déformation marquée, avant d'appliquer les ligatures, on fait à 2^{mm} du bord palpébral une incision parallèle à ce bord intéressant, la conjonctive et le tarse (*tarsotomie de De Ammon*).

On pourrait dans le premier temps pratiquer la *canthoplastie par bordage de Richet* (2) : on taille au niveau de la com-

(1) *Compte rendu du Congrès d'ophthalm. de Paris*, 1862.
(2) *Anatomie chirurg.*, pag. 88.

missure externe un petit lambeau triangulaire représentant
un V, dont la base regarde le globe oculaire et auquel on
donne un peu plus de la longueur présumée de l'ancienne fente
palpébrale. Dissection des téguments et du muscle orbiculaire jusqu'à la conjonctive. Ce lambeau enlevé, on divise sur
la ligne médiane la membrane muqueuse, qui reste seule dans
le fond d'un triangle. On obtient ainsi deux petits lambeaux
flottants qui sont greffés avec des serres-fines aux bords de l'incision cutanée.

Le procécé de Pagenstecher peut rendre de grands services,
et il a ses indications spéciales. Mais, « s'agit-il déjà d'une
véritable inversion partielle ou totale de la rangée des cils, la
simple modification de courbure du tarse, que donne son déga-
gement latéral, ainsi que son incision longitudinale, ne suf-
fisent pas et on s'adresse alors à une véritable transplantation
des cils. » (De Wecker) (1).

Procédé de Iœsche (2), *Arlt* (3). — Nous entrons ici dans l'é-
tude des procédés qui dépendent de la même méthode générale dite par *transplantation du sol ciliaire*. On agit ici directement sur la lèvre chargée des cils déviés pour la redresser.
Aetius, Leonide, Paul d'Egine, avaient décrit ce procédé dans
l'antiquité (4) ; mais il était tombé dans l'oubli. Iœsche et Arlt
l'ont si bien remis en honneur qu'il a conservé leur nom.

1er temps.— Dédoublement du bord ciliaire, par la méthode
Flarer, avec un étroit couteau lancéolaire, en deux feuillets, l'un antérieur comprenant la peau, le muscle et le champ

(1) *Chirurgie oculaire*, pag. 331.
(2) *Médic.* Zeintung-Russlands, 1844, n° 9.
(3) Prager, *Médic. Vierteljahrschrift*, t. VIII, 1845.
(4) Voy. Anagnostakis. *Contribution à l'histoire de la chirurgie oculaire chez les anciens*. Athènes, 1872, pag. 6.

d'implantation des cils; l'autre, postérieur, constitué par le tarse et la conjonctive. Ce dédoublement doit un peu dépasser les cils déviés.

2e temps. — Incision courbe allant se réunir aux angles du précédent lambeau et limitant un petit lambeau de peau semilunaire, que l'on excise.

3e temps. — Suture unissant le bord ciliaire détaché à la lèvre supérieure de la plaie. On met le premier point de suture au milieu. On maintient le tout avec des bandelettes de taffetas d'Angleterre. Occlusion pendant vingt-quatre ou trente heures.

Ce procédé donne de bons résultats quand la cicatrisation marche bien; mais il peut arriver que la bandelette ciliaire, qui est fort mince, se mortifie. Enfin, il serait d'un effet peu marqué sur les cils qui sont situés vers les angles. Aussi a-t-on proposé de nombreuses modifications, que nous passerons en revue.

1° *Procédé de de Græfe* (1). — 1er temps. — Deux incisions verticales de 9^{mm} de hauteur, comprenant la peau et le muscle et partant du bord libre, délimitent latéralement la portion du bord ciliaire qui porte les cils déviés et qui doit être transplantée.

2e temps. — Division du bord libre de la paupière en deux couches, comme dans le procédé de Arlt; puis on attache la couche cutanée de manière que le bord ciliaire soit remonté dans une position telle que les cils ne soient plus en contact avec le globe oculaire. Pour augmenter encore le redressement, on peut exciser un pli de peau ovalaire à la base du lambeau et réunir par la suture les lèvres de la plaie.

(1) *Archiv. für opht.*, 1864, t. X, pag. 266.

2° *Procédé d'Anagnostakis* (1). —1ᵉʳ temps. — La peau étant tendue sur la plaque d'ivoire, incision parallèle au bord palpébral à 3ᵐᵐ à peu près de ce bord. La peau seule doit être intéressée ; on peut même en exciser un pli, si elle est trop abondante.

2ᵉ temps. — Excision des faisceaux musculaires. Les lèvres de la plaie étant écartées par un aide, les fibres musculaires qui recouvrent la partie supérieure du tarse sont excisées avec le ciseau, en ayant soin de les bien séparer du tissu conjonctivo-fibreux qui recouvre le tarse.

3ᵉ temps. — Sutures. — Les fils sont d'abord passés par le bord inférieur de la plaie cutanée, puis à travers la couche fibro-celluleuse qui recouvre le tarse. On noue chacun des fils séparément ; on les laisse tomber spontanément. Ainsi le lambeau va prendre son point d'appui non plus sur la peau, mais sur la partie supérieure du tarse lui-même.

Les résultats sont les suivants : « Sur la portion du tarse qui a été mise à nu, se forme une adhérence par première intention ou bien une cicatrice solide qui réunit le cartilage au bord inférieur de la plaie cutanée. La portion supérieure de la peau laissée flottante, et qui d'ailleurs ne tarde pas à se réunir avec la plaie, reste abondante et forme encore des plis pendant le clignement ; tandis que la bandelette inférieure, attachée en haut au cartilage et soulevée par les faisceaux épargnés de l'orbiculaire, qui font ici l'office d'une poulie, est tendue fortement et renverse d'une manière permanente le bord palpébral. » (Anagnostakis.)

3° *Procédé de M. Panas* (2). — Le savant oculiste de Paris

(1) *Annales d'oculistique*, t, XXXVIII, 1857, pag. 5.
(2) Voy. Menu, th. de Paris, 1873, n° 472, pag. 32. Panas, art. Paupières, *Dict. des sc. médic.*, 1878, pag. 306.

a réuni dans son procédé les avantages de celui d'Anagnostakis et de celui de Iœsche-Arlt. Il combine la transplantation ciliaire à la suture du bord libre avec le tarse. Le malade est chloroformé, et l'on introduit sous la paupière la plaque en corne qui doit la supporter.

1er temps. — Incision horizontale distante de 2 à 3mm de la rangée des cils, comprenant la peau et le muscle orbiculaire jusqu'au cartilage tarse exclusivement. L'incision est plus ou moins longue suivant l'étendue de la région où les cils sont déviés, mais elle doit dépasser de deux millimètres de chaque côté les limites du trichiasis. On ne doit jamais empiéter sur la portion qui est en dedans du point lacrymal.

2e temps. — Dissection de haut en bas du lambeau marginal, en rasant exactement la face antérieure du tarse. On pousse cette dissection jusqu'à ce qu'on arrive sous la muqueuse du bord libre, qu'on laisse intact. Il faut avoir soin de respecter les fibres du muscle de Riolan et les bulbes des cils.

3e temps. — Dissection de la lèvre supérieure, qui comprend la peau et le muscle. On les dissèque jusqu'à ce que toute la face antérieure du tarse se trouve mise à nu, ainsi que la partie attenante du ligament suspenseur.

4e temps. — Suture. — Le premier point de suture se place au milieu ; avec une aiguille fine et courbe, on traverse horizontalement un petit faisceau de fibres du ligament supérieur qui résiste mieux que le tarse, qui est cassant. L'aiguille dégagée, on traverse le lambeau marginal. L'aiguille vient sortir derrière la rangée des cils, immédiatement en avant du tarse, qu'on peut embrocher un peu. On ajoute ensuite les autres points de suture à trois ou quatre millimètres l'un de l'autre.

Il ne reste plus qu'à serrer et à nouer les fils, après avoir retiré la corne qui soulevait et tendait la paupière. Les fils sont ramenés sur le front, où on les fixe avec du collodion. Un rond de toile huilée et un bandage compressif complètent le pansement. Les fils tombent du troisième au sixième jour.

« Voici, en somme, quels sont les avantages de ce procédé, comparé aux procédés similiaires, ceux d'Arlt et d'Anagnostakis.

» Il est d'une exécution beaucoup plus facile que celui de Iœsche-Arlt, et il n'a pas l'inconvénient de léser l'embouchure des glandes de Meibomius, comme le dernier.

» Il n'expose jamais à la suppuration ni à la gangrène du petit lambeau, ainsi que cela s'est vu dans le procédé du dédoublement complet du bord palpébral en deux feuillets, antérieur et postérieur.

» La réunion du tarse avec le lambeau transplanté contenant les cils se fait, non plus par un simple bord, mais par toute la face profonde du lambeau, qui vient s'accoler contre toute la surface dénudée du tarse. Par suite de cela, le travail de cicatrisation influence le tissu du tarse, qui, devenant plus souple et moins épais, se prête mieux au redressement de la paupière sans qu'on ait besoin de recourir à l'évidement de Streatfield et de Snellen. » (Panas).

Il ne nous paraît pas bien démontré que le travail cicatriciel puisse rendre le tarse plus simple et moins épais; mais, enfin, c'est un excellent procédé.

M. Panas a appliqué une méthode analogue au traitement du *trichiasis de la paupière inférieure*. On ne peut, pour celui-ci, employer le même procédé de suture que pour la paupière supérieure, parce que le ligament supérieur et le tarse n'ont pas la même résistance.

On fait une incision horizontale, parallèle au bord libre, à 5 millimètres de ce bord et dépassant un peu la région du tri-

chiasis. Deux incisions verticales partant du bord libre, de
10 millimètres environ, viennent former la lettre H, avec l'incision horizontale.

Le lambeau supérieur comprenant la peau, le muscle et les
cils, est disséqué de bas en haut jusqu'à la muqueuse du bord
libre. Cela fait, on tire sur ce lambeau jusqu'à ce que les cils
soient bien redressés ; on voit de combien le lambeau supérieur chevauche sur le lambeau inférieur dans cette position.
On excise cette quantité de peau et on suture. Il faut deux aiguilles courbes pour chaque fil : l'une va passer sous le lambeau
supérieur, un peu en arrière de la racine des cils ; l'autre traverse la peau de dedans en dehors pour ressortir vers le rebord orbitaire, à 5 ou 6 millimètres de la plaie.

Le procédé de *lœsche-Artl* a encore subi d'autres modifications par des combinaisons nouvelles avec d'autres modes
opératoires.

Warlomont combinait le dédoublement du bord ciliaire
de Arlt au procédé d'Anagnastokis. Lorsqu'il y avait forte
incurvation du tarse, il ajoutait encore l'*évidement* de Streatfield et de Snellen, dont nous dirons un mot plus loin. Warlomont avait ainsi les avantages et les inconvénients de tous
ces procédés.

Nous devons maintenant examiner deux procédés qui ont
été inspirés sans doute par le désir d'obtenir le redressement
des cils, mais aussi par le désir de prévenir la rechute de la
maladie. Dans les autres procédés, on obtient sans doute une
traction cicatricielle cutanée, suffisante dans la plupart des
cas. Mais, si la rétraction conjonctivale n'est point terminée,
elle pourra vaincre la traction cutanée, aidée par la contracture de l'orbiculaire. Pour éviter cet accident, la première
chose réalisée est l'élargissement de la fente palpébrale, qui
entraîne l'affaiblissement de l'orbiculaire par l'interposition
conjonctivale. Deux auteurs ont réalisé cette idée de la même
manière.

5° *Procédé de MM. Bachon et de Wecker.* — Ces deux auteurs paraissent avoir opéré de la même manière et à la même époque. M. Bachon, médecin militaire exerçant en Algérie, a publié sa manière d'opérer dans le *Recueil de Mémoires de médecine et de chirurgie militaires*, en 1879 (1). M. de Wecker a décrit son procédé dans la *Chirurgie oculaire*, parue en 1879 (page 335). Une question de priorité serait probablement difficile à trancher. Mais peu nous importe.

1er temps. — Canthoplastie de De Ammon. Nous l'avons déjà décrite.

2e temps. — Dédoublement du bord ciliaire, en enfonçant un couteau à cataracte dans l'épaisseur du bord libre, entre les cils et les glandes de Meibomius et à la profondeur de 4 à 6 millimètres. Mais il ne faut pas faire sortir la pointe à travers la peau. C'est le procédé d'Arlt un peu modifié.

3e temps. — Applications de 3 ou 4 sutures de Gaillard, comprenant un pont de peau et de tissu musculaire plus ou moins épais, de 8 ou 10 millimètres.

Pansement à l'eau fraîche (Bachon) ou avec une solution d'acide borique à 4 pour 100 (de Wecker).

Cette idée de la transplantation du bord ciliaire a encore été réalisée d'une autre manière :

Procédé de Nicati (2). — Le bord ciliaire étant saisi avec des pinces, section avec des ciseaux de la portion du bord qu'il s'agit de transplanter, tout en la laissant adhérente à sa partie interne. Ce lambeau étant soulevé, on suture les lèvres de la plaie. Cela fait, M. Nicati circonscrit au bistouri une nouvelle face marginale; il excise la peau et implante sur cette plaie le lambeau ciliaire à l'aide de quelques sutures.

(1) Tome XXXV, page 96.
(2) *Marseille médical*, 1879.

Ce procédé est fort ingénieux. Qu'il nous soit cependant permis d'avoir des craintes pour la vitalité du bord ciliaire ainsi isolé. Ensuite, cette espèce de greffe peut ne pas réussir. Le procédé de Nicati appartient à une méthode secondaire qui porte le nom de *marginoplastie;* il a pour but, comme on peut le comprendre par la description que nous venons d'en donner, de créer au-dessous de la ligne des cils un nouveau bord libre. C'est Watson qui fit, le premier, en 1872, l'application de cette idée.

Junge, en 1876, Nicati, en 1879, ont apporté des modifications qui ne constituent aucun changement notable dans la méthode.

Enfin, tout récemment, M. Dor, de Lyon (1), vient de publier encore une nouvelle modification : le lambeau ciliaire est laissé adhérent à ses deux extrémités; au-dessous de ce pont, on fait glisser un lambeau que l'on a détaché au-dessus. Une incision transversale, faite sur la partie de ce lambeau qui correspond au lambeau qui porte les cils, donne une surface sanglante, sur laquelle on fixe le bord ciliaire. Les nouveaux rapports sont maintenus par des sutures métalliques.

M. L. Parant (2) a rapporté plusieurs cas de trichiasis opérés ainsi et suivis de guérison. Le principal avantage de ce procédé est de mieux assurer la vitalité du lambeau ciliaire, qui adhère par ses deux extrémités. Dans le procédé de Nicati, au contraire, le lambeau ne tenant qu'à une extrémité, la mortification est plus facile.

Il nous reste à dire un mot du TRICHIASIS PARTIEL.

1° *Procédé de Desmarres.* — Quand il n'existe qu'un petit

(1) *Lyon médical,* 14 octobre 1883.
Nous remercions M. le docteur Jacquemet de nous avoir communiqué le travail de M. Dor, qui avait échappé à nos recherches.
(2) Thèse de Lyon, 1883.

nombre de cils déviés, ramassés sur le même point, Desmarres saisit avec un crochet de strabisme un pli de peau, le plus près possible des cils déviés ; il excise à la base. La petite plaie est abandonnée à elle-même. La petite cicatrice rétractile redresse les poils.

2° *Bartisch* et *Heister* excisent tout simplement le point du bord libre, siége de la lésion.

3° *Schieger* taillait et excisait un lambeau en V, dont la base comprenait les cils, et réunissait les lèvres de la plaie.

Il pouvait en résulter un rétrécissement de l'ouverture palpébrale ; aussi,

4° *Anagnastokis* limitait-il les cils à enlever par deux incisions verticales divergeant un peu par en haut. Dissection du lambeau du haut en bas. Excision du bord libre supportant les cils déviés. On abaissait ensuite le lambeau jusqu'à ce qu'il dépassât un peu le bord libre. Deux points de suture le fixaient en ce point. La perte de substance était ainsi comblée.

5° *Procédé de M. Herzenstein* (1). — On cerne les cils déviés par un petit séton disposé, suivant les côtés, d'un carré dont le côté inférieur serait constitué par les cils. On l'exécute avec une aiguille à manche munie d'un fil de soie ; les deux bouts du fil, après avoir cheminé dans l'épaisseur de la paupière en longeant les tarses, viennent sortir sur les limites de la région à cils déviés. Les extrémités du fil sont fixées sur la joue. Quand on voit apparaître quelques gouttes de pus au point de ponction, on enlève le fil.

6° Quand il n'y a qu'un ou deux cils isolément déviés, il vaut encore mieux détruire les follicules pileux. On enfonce le long du cil dévié un couteau lancéolaire très-étroit ou une aiguille à cataracte, myrtiforme, large et droite, dans l'épais-

---

(1) *Archiv für Ophthalm.*, 1866, t. I, p. 76.

seur de la paupière. On introduit ensuite dans la plaie, soit un stylet trempé dans la potasse caustique, soit un fil de platine que l'on porte au rouge par la galvanocaustie (Meyer).

CONSIDÉRATIONS GÉNÉRALES SUR LES PROCÉDÉS DÉCRITS

Nous avons, dans notre étude sur le traitement, décrit les procédés en montrant les indications, les avantages et les inconvénients de chacun d'eux. Nous croyons cependant utile de jeter un coup d'œil sur le chemin parcouru, pour déduire de cette vue d'ensemble quelques appréciations et conclusions pratiques.

Les deux premières méthodes : 1° *extirpation et cautérisation;* 2° *excision des bulbes pileux,* ne sont guère employées que dans le cas de trichiasis partiel, et alors le mode opératoire de M. Anagnostakis nous paraît le meilleur, quand il n'y a qu'une touffe de poils. Quand il y a des cils isolés, on doit les détruire, comme nous l'avons indiqué d'après M. Meyer. Les procédés de Desmarres, de Herzenstein, ne nous paraissent point devoir donner des résultats certains. On peut, d'ailleurs, appliquer au traitement du trichiasis partiel un des procédés décrits dans la troisième méthode.

C'est, en effet, dans la méthode par changement de direction des cils que le chirurgien prendra son manuel opératoire. Ici, il n'a que l'embarras du choix ; mais il faut choisir avec discernement. Contre le trichiasis léger, lorsque la paupière ne présente pas d'altération, on commencera par l'excision d'un lambeau cutané très-petit et le plus voisin possible des cils. S'il y avait récidive, on appliquerait les sutures de Gaillard ou le procédé d'Anagnostakis. Lorsqu'un blépharophimosis et le spasme de l'orbiculaire retrécissent l'ouverture palpébrale et exagèrent l'inversion du bord ciliaire, le procédé de Pagenstecher (canthoplastie de De Ammon, sutures de Gaillard, tarsotomie de De Ammon) et plutôt celui de Bachon et de De Wecker (canthoplastie de De Ammon, dédoublement du bord ciliaire, sutures de Gaillard), conviennent mieux. Nous avons expliqué leur mode d'action. Enfin, au cas où il n'y aura pas blépharophimosis ni contracture de l'orbiculaire, on s'adresserait au procédé de Panas. Ce dernier convient surtout pour la paupière inférieure.

Dans les cas où aucun de ces procédés ne pourra être appliqué, on aura alors recours à l'excision par le procédé de Flarer et, mieux, par le procédé de Galezowski. Nous n'insisterons pas davantage. Chaque chirurgien doit s'inspirer de l'état des paupières des malades pour guider son intervention opératoire. La connaissance des méthodes diverses lui permettra de combiner chacune d'elles pour le plus grand bénéfice du malade. Nous avons suffisamment rapporté de procédés pour que le praticien puisse faire un choix éclairé.

Cependant il peut arriver que le trichiasis soit accompagné d'une telle incurvation du cartilage tarse, que l'application d'un des procédés précédemment décrits ne puisse être utile, si elle n'est accompagnée d'une action directe sur le tarse. On a d'abord fait des tarsotomies verticales (Ware, sir P. Crampton, Guthrie); mais elles sont abandonnées, car elles exposent au coloboma palpébral. La tarsotomie de De Ammon longitudinale est beaucoup plus utile. Mais on l'emploie rarement seule. Nous l'avons vue combinée aux sutures de Gaillard et à la canthoplastie. Elle a été encore modifiée par *Streatfield* (1), qui pratique l'*évidement du cartilage*. Il fait d'abord une incision parallèle au bord ciliaire, distante de 2 millimètres, et arrivant jusqu'aux bulbes des cils. Dissection du lambeau de haut en bas en longeant le tarse. Il pratique ensuite, à travers

---

(1) *Annales d'oculistique*, t. XI, p. 212.

les téguments et jusqu'au tarse, une seconde incision, située plus loin que la première du bord palpébral et venant la rejoindre à ses deux extrémités. On excise alors du tarse un lambeau en forme de coin, en le saisissant avec des pinces et le reséquant avec des ciseaux ou des scapels. On enlève en même temps la portion de téguments limitée par les deux incisions.

On laisse cicatriser sans suture. La rétraction cicatricielle ferait basculer le bord libre. Bien entendu, pour pratiquer cette opération, on saisit la paupière avec la pince de Desmarres, la branche plate correspondant à la muqueuse.

M. *Snellen* a encore modifié ce procédé. Après avoir évidé le cartilage, il pratique une suture spéciale des lèvres de la plaie.

D'autres chirurgiens agissaient encore sur le tarse d'une manière plus radicale : Saunders l'enlevait complétement. Mais alors la paupière est difforme.

Nous n'insisterons pas davantage sur ces procédés, qui appartiennent plutôt à la cure de l'entropion. Nous n'avons rapporté les procédés d'évidement du cartilage que pour ouvrir un aperçu sur les combinaisons opératoires que l'on peut pratiquer sur les paupières.

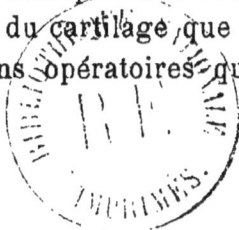

www.ingramcontent.com/pod-product-compliance
Lightning Source LLC
Chambersburg PA
CBHW050541210326
41520CB00012B/2672